RECHERCHES PRATIQUES

SUR LA CONDUITE A TENIR

DANS

LE CHOLÉRA

ALGIDE OU ASIATIQUE

Par le docteur RÉCAMIER,

Médecin des hôpitaux de Paris,
ancien professeur de la Faculté de médecine de Paris et du collège de France,
membre de l'Académie nationale de médecine, etc.

Prix : 75 centimes.

PARIS.

LABÉ, LIBRAIRE DE LA FACULTÉ DE MÉDECINE DE PARIS,
4, PLACE DE L'ÉCOLE-DE-MÉDECINE.

1849.

CONDUITE A TENIR

DANS LE CHOLÉRA.

PARIS. — IMPRIMERIE DE W. REMQUET ET Cie,
Rue Garancière, 5, derrière St-Sulpice.

RECHERCHES PRATIQUES

SUR LA CONDUITE A TENIR

DANS

LE CHOLÉRA

ALGIDE OU ASIATIQUE.

Par le docteur RÉCAMIER,

Médecin des hôpitaux de Paris,
ancien professeur de la Faculté de médecine de Paris et du collége de France,
membre de l'Académie nationale de médecine, etc.

PARIS.

LABÉ, LIBRAIRE DE LA FACULTÉ DE MÉDECINE DE PARIS,

4, place de l'École-de-Médecine.

1849.

RECHERCHES PRATIQUES

SUR LA CONDUITE A TENIR

DANS

LE CHOLÉRA

ALGIDE OU ASIATIQUE.

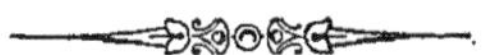

Avant-Propos.

Lorsqu'une maladie épidémique grave et souvent mortelle dans ses degrés avancés, décime une population, quelque idée qu'on se fasse de sa cause et des occasions qui favorisent son développement, dans chacun des individus qui en sont affectés, il est bon qu'il y ait en circulation des instructions pratiques qui assurent aux malades des secours immédiats et des soins éclairés pour chaque degré, ou, si l'on aime mieux, pour chaque période d'une maladie dans laquelle le moment de secourir efficacement est si souvent passé lorsque le médecin arrive auprès du patient. Je dis qu'il faut que le public ait à sa disposition plusieurs manuels, car il en faut de proportionnés à toutes les intelligences; aucun d'eux ne pouvant suffire à toutes, car tous laissent matière à des questions, à des demandes d'éclaircissemens sans cesse renaissantes à raison des doutes qui s'élèvent à chaque fois qu'il s'agit de faire une nouvelle application des conseils donnés par des particuliers ou au nom des corps scientifiques. L'hésitation devient d'autant plus grande et la justesse des applications d'autant moins satisfaisante que les observateurs populaires sont laissés dans un vague plus grand sur les caractères de la maladie et sur le choix des moyens. Cet inconvénient se montre bien davantage encore au renouvellement de chaque épidémie, car alors Sydenham, lui-même, demandait le temps de l'étudier, afin de pouvoir saisir les modifications qui pouvaient devenir nécessaires dans le traitement de chaque nouvelle apparition de la même maladie. A voir une semblable réserve chez l'Hippocrate anglais, que penser de l'intrépidité de tant de guérisseurs à gros grains qui en toute occasion tranchent toutes les questions avec un aplomb vraiment effrayant pour les observateurs consciencieux.

Les explications qu'on me demande de différens côtés m'obligent à croire qu'il y a encore des intelligences auxquelles ce qui est écrit ne suffit pas, et je me détermine pour en satisfaire au moins quelques-unes à publier le vade-mecum suivant, dans lequel, après avoir signalé la maladie dans ses divers degrés, je proposerai la conduite qui a donné le plus de résultats satisfaisans, en tâchant de classer les moyens en les graduant et en recommandant de ne jamais se décourager, à quelque degré d'intensité que soit parvenue la maladie; car on a vu nombre de cholériques revenir exactement des portes de la mort.

Dans l'impossibilité de répondre en particulier à toutes les personnes qui m'écrivent pour avoir des renseignemens sur la conduite à tenir dans les maladies cholériques, je me détermine à publier les recherches qui suivent, et je prie chacun de ceux qui m'ont écrit de vouloir bien les considérer comme une réponse plus explicite à leurs questions que je ne pourrais la faire à chacun d'eux séparément.

CHAPITRE PREMIER.

CARACTÈRES DU CHOLÉRA ALGIDE, ET MARCHE DE SES PHÉNOMÈNES DANS SES DIVERSES PÉRIODES ET DANS SES ANOMALIES PRINCIPALES.

§ I.

Il est rare que l'invasion du choléra algide ne soit pas précédée d'avant-coureurs dont on apprécie mal la valeur dans le commencement de toute épidémie, mais qui plus tard deviennent des indices certains de l'imminence de la maladie. Tels sont une faiblesse insolite et sans proportion avec l'embarras ou la douleur de tête, l'oppression de poitrine, le dégoût, la pesanteur d'estomac, les borborygmes incessans, etc., qui fatiguent les malades. Tels sont les préludes du choléra.

§ II.

Dès qu'il s'établit de la diarrhée, quelle que soit sa nature, si les évacuations sont explosives, avec une émission brusque et plus ou moins abondante de gaz, on dit que le malade a la cholérine. Dans cet état, le moindre surcroît de fatigue, la moindre perturbation morale, la moindre surcharge d'estomac, le moindre excès de boisson ou d'aliment ou d'un genre quelconque, ainsi qu'un changement de temps, un orage, peut devenir la cause de l'explosion des accidens cholériques les plus graves et les plus soudains.

§ III.

Dans tous les cas, dès que les selles liquides d'abord stercorales et jaunâtres deviennent d'un gris blanchâtre, inodores et analogues à de la décoction de riz plus ou moins épaisse, avec diminution et même état albumineux des urines, douleur des reins, et augmentation rapide du sentiment de faiblesse, le choléra est commencé.

§ IV.

Si à ces premiers symptômes se joignent des vomissemens analogues aux selles, si des crampes commencent à tourmenter le malade avec suspension des urines, le choléra est confirmé.

§ V.

Si de plus le visage maigrit rapidement, si la peau devient fraîche avec dépression du pouls, le choléra est en progrès.

§ VI.

Si les yeux s'enfoncent en s'entourant d'un cercle bleu, si les vomissemens et les selles blanches augmentent avec réfrigération de la langue en même temps que la peau froide devient livide et se couvre de sueur froide visqueuse ou même aqueuse, avec extinction du pouls et de la voix, la maladie s'aggrave de plus en plus avec des crampes qui torturent plus ou moins horriblement le malade, crampes qui finissent par cesser comme les vomissemens et le dévoiement à mesure que le malade parvient au dernier degré de la faiblesse et à l'agonie. Alors le contact du malade donne le même sentiment que celui d'une grenouille sortant de l'eau.

§ VII.

Si la peau prend une couleur de plus en plus livide ou bleuâtre, surtout le long des vaisseaux veineux, qu'elle garde les plis qu'on y fait en pinçant doucement le malade dont la sueur et l'haleine froide donnent alors le sentiment d'une odeur métallique comme cuivreuse, alors on a le spectacle d'un cadavre encore vivant et même encore parlant, car il n'est pas rare de voir les cholériques conserver de la connaissance et une voix éteinte jusqu'au moment où ils cessent de vivre.

§ VIII.

Après la mort, le corps vivant qui était refroidi au-dessous de l'atmosphère ambiant, le corps, dis-je, devenu cadavre, se réchauffe en se mettant en équilibre avec la température du milieu dans lequel il se trouve.

§ IX.

Telle est la marche des phénomènes du choléra algide lorsqu'elle est régulière; mais il n'en est pas toujours ainsi. En effet, sans préludes appréciables ou du moins après des malaises tout-à-fait insignifians, on voit les accidens cholériques débuter immédiatement et même soudainement : 1° soit par des vomissemens et un dévoiement incessans avec des crampes; 2° soit par des lypothimies ou défaillances, une réfrigération et une extinction telle de la grande circulation que la question devient immédiatement vitale avant même que la cyanose, c'est-à-dire la couleur livide de la peau, ait eu le temps de s'établir; 3° soit par un état d'asphyxie qui amène immédiatement la cyanose et la mort avec ou sans les vomissemens et les selles blanches, mais toujours avec une altération rapide des traits du visage, toujours avec extinction du pouls, du cœur et de la voix, réfrigération et ordinairement sueur froide et visqueuse; 4° soit enfin, que chaque symptôme en particulier, vomissemens, dévoiement, crampes, réfrigérations ou extinction de la grande circulation ou stupeur cérébrale venant dominer, immole séparément le malade.

§ X.

Les recherches sur les cadavres n'ont pas plus résolu les questions relatives à la cause intrinsèque de la maladie que les études météréologiques n'ont éclairci celles de ses causes extrinsèques; car, dans une maladie qui, comme un accès de fièvre intermittente pernicieuse, peut saisir soudainement l'homme bien portant et l'immoler en très peu d'heures, quel compte veut-on que l'observateur réfléchi tienne de lésions organiques évidemment consécutives à l'invasion de la maladie, ou parfaitement insuffisantes pour rendre raison de ces accidens. En effet, l'aspect noir et asphyxique du sang est consécutif comme la lividité des tissus ; comme les congestions et les inflammations qu'on a trouvées lorsque la maladie a duré. Je rougirais de discuter sérieusement la valeur de quelques follicules intestinaux trouvés par hasard et qu'on ne trouve jamais après le sixième jour, la valeur de la stupeur cérébrale et nerveuse qualifiée de fièvre typhoïde en face de l'Académie des sciences où la chirurgie s'est montrée plus médicale et plus logique que la médecine. Je n'ajoute qu'une remarque. Est-il certain que chez des cholériques arrivés aux portes de la mort, une réaction salutaire a pu s'établir et que ces malades ont pu passer presque immédiatement de l'agonie à la convalescence. Certes, d'autres ont vu cela comme nous ; que signifient ces quelques follicules de Peyer ou de Brunner en présence de ces résurrections presque aussi soudaines que celles d'un épileptique ou d'un lypothimique, etc.? Ou les lésions organiques conduisent le malade à l'agonie, ou elles ne l'y conduisent pas ? Si l'agonie est due aux lésions organiques, comment le malade peut-il s'en relever aussi vite malgré ces lésions ? Si l'agonie n'est pas due à ces lésions, elles ne sont pas la cause, mais bien l'effet de la maladie puisqu'elles disparaissent avec elle lorsque la réaction conservatrice de la vie parvient à s'établir.

Quant aux influences météréologiques, que veut-on en conclure? On a vu la maladie commencer sans qu'on sût pourquoi, avec ou sans changement de température et d'hygrométrie. On a vu la maladie féroce sur le rocher de Cassel épargner les villages qui sont dans l'eau au pied de la montagne; de même dans la Beauce, ne l'a-t-on pas vue ravager les villages placés sur les hauteurs, tandis qu'il n'en était pas question dans les villages placés dans les bas-fonds les plus humides, *et vice versâ*.

§ XI.

Quoi qu'il en soit de la marche simultanée ou successive des phénomènes du choléra, cette affection grave n'est point suivie du retour à la santé sans une *réaction vitale* et *fonctionnelle* proportionnée au degré d'intensité qu'a eu la maladie.

1° Si la chaleur organique, la grande circulation et les forces comme le sentiment des besoins et du bien-être ou des malaises et des douleurs se réveillent peu-à-peu et simultanément, cela est bon. Si un seul de ces phénomènes se rétablit, par exemple, la chaleur, sans que le pouls et le cœur se relèvent, sans que le malade sente sa faiblesse ou son mal, il faut se défier de sa position. Voilà pour la *réaction vitale*.

2° S'il s'établit une sueur générale chaude et aqueuse avec une chaleur douce, un pouls développé, ondulant, avec cessation successive des douleurs, des crampes, des vomissemens et des selles blanchâtres, et de plus avec un sentiment de mieux-être et de retour des forces, tout est au mieux; le malade marche à la convalescence, lors même que des vomissemens nerveux ou bilieux jaunes ou des selles jaunes ou devenant stercorales le fatigueraient encore; mais cette convalescence ne sera assurée contre les récidives que lorsque le cours des urines sera parfaitement rétabli et que l'albumine, s'il y en a, aura disparu. Mais, si la sueur n'est que locale, si le pouls reste déprimé, si les traits du visage ne se relèvent pas, si le délire, si la stupeur cérébrale, si l'oppression, si le sentiment de malaise, de faiblesse et d'anéantissement, si les vomissemens et le dévoiement continuent et s'associent au hoquet plutôt que de diminuer, malheur au malade si les choses ne changent pas. Voilà pour ce qui regarde la *réaction fonctionnelle,* sans que l'état le plus grave autorise à désespérer absolument du malade, tant qu'il lui reste un souffle de vie.

§ XII.

Outre les modifications dont je viens de parler, il faut prendre garde que :

1° Si la personne affectée est pléthorique, sanguine, avec un pouls large, plein, on aura à tenir compte des congestions individuelles qui pourront compliquer les phénomènes propres de l'épidémie. Ces congestions plus ou moins hémorrhagiques peuvent être vers la tête, vers la poitrine, vers le cœur, vers les organes du bas-ventre, le foie, la rate, les reins, ou à la périphérie du corps, c'est-à-dire à la peau.

2° Si la personne a le pouls dur, quoique serré, de manière qu'en explorant l'artère à deux doigts, et la comprimant avec le doigt placé du côté du coude, on sente encore les battemens, avec celui qui est du côté du poignet, on peut supposer dans le sang une surplasticité qui est une prédisposition aux inflammations locales des organes de la tête, de la poitrine ou du bas-ventre, ou dans les membranes séreuses ou articulaires, ou à la peau, ou aux membranes muqueuses.

3° Si le système ganglionaire lymphatique domine, il faudra avoir l'œil sur les effets consécutifs de la maladie épidémique qu'on a vue suivie d'engorgemens ganglionaires, de phthisie, etc., surtout chez les enfans.

4° Si le système nerveux domine, le malade pourra être fatigué par divers symptômes nerveux plus ou moins anormaux à une période ou à une autre de la maladie. Si ce sont le cerveau et la moelle épinière qui dominent par leur susceptibilité, on pourra observer des assoupissemens, des délires, des lésions des sens, des affaiblissemens paralytiques et des spasmes qu'il ne faut pas confondre avec les crampes qui appartiennent aux muscles. Si ce sont les nerfs ganglionaires qui l'emportent, alors les palpitations, les battemens dans la poitrine, les oppressions ou la gêne de la respiration, et les vomissemens même après les accidens cholériques dissipés pourront devenir des phénomènes dominans.

5° Si la langue est chargée de mucosités, sale, avec amertume de la bouche, on pourra observer des vomissemens bilieux, jaunes ou verdâtres et des selles de même nature qui ne seront ni les vomissemens, ni les selles cholériques blanchâtres du choléra algide et qui présenteront d'autres indications.

6° S'il s'agit d'une femme enceinte, il faudra s'attendre à une fausse couche; ne pas confondre les douleurs expulsives de l'utérus avec celles du choléra, et prévoir la possibilité, ou si l'on aime mieux, la probabilité soit d'une métrite, soit d'une péritonite puerpérale, etc., combinés avec les phénomènes cholériques ou venant à leur suite dans la période de réaction.

7° Si le malade porte déjà quelque maladie chronique, il faudra s'attendre à des exaspérations fâcheuses, quoi qu'il soit arrivé dans des cas exceptionnels, que l'état chronique antécédent ait disparu sous l'influence de l'état cholérique ou de la réaction qui le suit.

§ XIII.

La marche du choléra, ordinairement continue, se montre parfois rémittente et même intermittente, ce qui dérange un peu les diverses théories proposées sur sa cause prochaine, et présente des indications spéciales.

§ XIV.

Après ce tableau rapide et indispensable, des phénomènes, des phases et des complications du choléra algide, ou si on aime mieux de la fièvre algide cholérique, j'arrive à un coup-d'œil sur la différence du choléra algide avec le choléra nostras, pour passer ensuite en revue les indications que présente le choléra algide dans ses diverses phases et complications.

1° Dans le choléra indigène ou nostras, l'invasion soudaine est souvent brusque et souvent précédée de quelque perturbation physique ou morale : les vomissemens et les selles sont le plus souvent verdâtres, avec un amaigrissement et une décomposition rapide des traits du visage, réfrigération et dépression du pouls, et coliques ou douleurs abdominales plus ou moins fortes; mais ni la réfrigération ni la dépression du pouls ne sont portées au même point que dans le choléra algide ; le corps ne se couvre pas de sueur froide et visqueuse, si ce n'est à l'agonie, et on n'observe pas, habituellement surtout, l'état cyanosique ou d'asphyxie bleuâtre du choléra algide.

2° Dans le choléra nostras, dès qu'on est maître des vomissemens et des selles on est maître de la maladie; mais il n'en est pas ainsi dans le choléra algide, en vain a-t-on triomphé des vomissemens ou du dévoiement, car le malade peut succomber aux crampes, à la réfrigération, à l'extinction de la grande circulation, à l'asphyxie et à la stupeur cérébrale.

Passons aux indications hygiéniques et thérapeutiques.

On peut consulter les diverses instructions qui ont été publiées, et notamment celle de l'Académie nationale, celle du docteur Cayol, celle du docteur Block de Gand, etc. Je ne parle pas des factums destinés à préconiser en particulier tel ou tel moyen dont je ferai mention en temps et lieu, comme pouvant avoir eu un succès isolé et par conséquent relatif à certaines circonstances individuelles.

CHAPITRE II.

CONDUITE A TENIR DANS LES MALADIES CHOLÉRIQUES EN RAISON DES INDICATIONS QU'ELLES PRÉSENTENT, SELON LEUR DEGRÉ ET DIVERSES CIRCONSTANCES CONCOMITTENTES.

§ XV.

Dans le cas posé au § I, et surtout lorsque surviennent les symptômes du § II, il est de la plus haute importance d'empêcher le développement ultérieur de la maladie. Pour cela,en attendant l'homme de l'art :

1° On fait prendre pendant 15 minutes, un bain de pieds, très chaud, jusqu'aux malléoles (chevilles des pieds), en réchauffant un peu l'eau de moment en moment, et on essuie les pieds avec du linge chaud.

2° En sortant du bain de pieds on fait coucher dans un lit chauffé, puis après avoir appliqué sur le ventre un large cataplasme de farine de lin préparé dans une mousseline grossière, ou mieux à nu et aussi chaud que le malade pourra le supporter; on recouvre le cataplasme d'une flanelle et même d'un taffetas gommé.

Si les douleurs du ventre sont vives on peut se servir pour préparer le cataplasme d'une décoction de têtes de pavôts blancs sans la graine au lieu d'eau simple.

Si on manque de farine de lin, on la remplacera par

le son de froment mêlé avec de la mie de pain ou avec de l'amidon, et on oindra même la superficie du cataplasme avec de l'huile.

3° Aussitôt le cataplasme appliqué sur le ventre on donne à boire de demi en demi-heure une tasse médiocrement sucrée d'infusion de fleurs de camomille romaine.

Si on n'a pas de fleurs de camomille romaine, on la remplacera par les feuilles de menthe poivrée sèche, ou par les feuilles de petite sauge, ou par celles d'hysope, ou même les feuilles de cassis.

4° S'il y a déjà dévoiement, on commence par le calmer en donnant un quart de lavement composé de 7 ou 8 cuillerées à soupe d'eau, dans lesquelles on délayera 7, 8, 9, 10 gouttes de laudanum de Sydenham, et 1 ou 2 cuillerées à soupe d'amidon.

Ce quart de lavement doit être d'une température douce, afin de ne pas contrarier la moiteur ou la sueur que tous ces moyens sont destinés à favoriser.

Si on n'a pas d'amidon, on emploiera à sa place un ou deux jaunes d'œuf frais, et même avec la partie albumineuse (ou le blanc) de l'œuf.

Si on n'a pas de laudanum de Sydenham, on se servira de celui de Rousseau, qui est plus saturé et dont on mettra moitié moins par conséquent.

5° Si la diarrhée résiste aux boissons diaphorétiques, on associera, pour faire prendre à la température qui flattera,

Soit de l'eau panée,

Soit de l'eau de riz plus ou moins épaisse,

Soit de l'eau de salep,

Soit une décoction de racine de grande consoude.

6° Aussitôt la sueur apaisée et le dévoiement suspendu, on examine l'indication de l'alimentation, proportionnée au sentiment du besoin et à la faiblesse. Les crêmes de riz légères ou les semoules, ou les crêmes de salep, en petite quantité, s'offrent d'abord à la pensée, comme les panades légères et les œufs frais ; mais il ne faut pas perdre de vue que le bouillon de bœuf froid, donné d'abord par cuillerée et augmenté en raison des bons effets, d'heure en heure, puis à mesure qu'on augmente de quantité, de deux en deux ou de trois en trois heures, et finalement de quatre en quatre heures, lorsque le bouillon deviendra un potage modéré ; il ne faut pas perdre de vue, dis-je, que rien ne peut remplacer avec avantage le bouillon de bœuf froid pour un grand nombre de cholériques, car on a vu des malades retomber pour avoir pris le bouillon chaud, et le prendre ensuite froid avec succès.

Le sentiment de bien-être général, et le bon état de la langue qui s'humecte si elle était sèche, servent de pierre de touche et de règle pour continuer ou suspendre.

7° Dans les circonstances posées aux § I et II, il faut se défier des liqueurs fermentées, vin, cidre et bière. Si le malade apètte des acides, l'eau de salep ou de riz, ou l'eau panée avec la groseille, ont de grandes convenances, ainsi qu'une limonade ou une orangeade légère préparée en suivant les convenances du malade.

8° On verra plus bas, § XXXIV, ce qui regarde l'indication des évacuans, etc., mais d'avance nous dirons que les malaises qui forment les préludes indiqués aux § I et II, borborygmes avec ou sans dévoiement, disparaissent comme par enchantement en faisant prendre d'heure en heure un verre de la dissolution de 40 grammes de sulfate de soude dans quatre verres d'eau. Ce moyen très doux fait cesser les accidens nerveux et les mouvemens intestinaux, ainsi que le dévoiement même s'il existait déjà à l'état blanchâtre. Ses succès sont les mêmes en 1849 qu'en 1832, pourvu qu'on n'attende pas trop tard à l'administrer. Il n'est pas même nécessaire, pour employer ce moyen, que la langue soit enduite de mucosité.

9° Si le pouls avait de la dureté, il y aurait indication à faire une saignée explorative en tenant le malade au lit pour favoriser la moiteur avant de donner le sulfate de soude. Si après la diminution ou la cessation de la dureté du pouls, les accidens continuent, l'indication du sulfate de soude est évidente, à moins que l'amertume de la bouche, l'état muqueux de la langue, des nausées et même des vomissemens bilieux jaunâtres n'indiquent l'ipécacuanha. Si l'ipécacuanha ne suffit pas, ou s'il est impossible à cause d'une contre-indication par la difficulté du malade à vomir, alors reparaît l'indication du sulfate de soude.

§ XVI.

Si les accidens cholériques § III se déclarent, et surtout s'ils se confirment comme au § IV, alors :

1° On applique un synapisme préparé avec de la farine de moutarde et de l'eau chaude, aux deux jambes et aux deux bras, et même sur l'épigastre (creux de l'estomac) pendant un quart d'heure ou une demi-heure, jusqu'à ce que le malade le sente fortement. On les renouvelle si cela est nécessaire, en les changeant de place et les proportionnant à la susceptibilité du malade.

2° On augmente les effets du cataplasme sur le ventre en le remplaçant par un morceau de laine épaisse en plusieurs doubles, trempé dans de l'eau très chaude et tordu. On enveloppe de cette laine tout le torse depuis la poitrine jusqu'au bassin, et on la renouvelle au besoin avec précaution si le malade ne sue pas encore.

3° On a réchauffé et mis en sueur plus facilement en enveloppant les malades dans une couverture de laine sèche. Ce moyen est très énergique.

4° En même temps on fait tomber sur un morceau de sucre une, deux, trois ou quatre gouttes d'essence de menthe, et peut-être davantage s'il le faut. On fait fondre ce sucre dans une tasse d'infusion de feuilles de menthe ou de camomille, ou même de thé s'il est dans les convenances du malade, et on lui fait boire ce mélange, qu'on est parfois obligé de recommencer à diverses reprises si l'organisme ne répond pas plus ou moins immédiatement à son injection par une réaction convenable.

5° Si les synapismes n'agissent pas, alors on emploie :

— soit les frictions simultanées sur les quatre membres et sur l'épine du dos par quatre personnes, et surtout si les accidens des § V et VI marchent avec rapidité : les frictions se font plus énergiquement avec une étoffe de laine, même

rude, mise en bouchon à sec ou trempée dans de l'eau ou du vinaigre très chaud et en agissant sous les couvertures;

— soit la percussion sur les membres avec les mains, en cinglant;

— soit l'urtication, en frappant et frictionnant avec des orties piquantes;

— les frictions ont paru encore plus utiles le long de l'épine du dos, sans découvrir le malade comme pour les membres;

— le massage comme la percussion seconde parfaitement l'effet des frictions.

6° Des serviettes chauffées vivement et renouvelées souvent sur l'estomac, sur la poitrine et sur l'épine dorsale, ont eu les honneurs du succès.

7° Des bouteilles de grès remplies d'eau chaude et distribuées le long du corps, rendent de grands services et tiennent lieu des boîtes de ferblanc remplies d'eau chaude, très employées en Angleterre.

§ XVII.

Lors même que le malade serait arrivé jusqu'à la période indiquée dans le § VII, il ne faudrait pas renoncer à le secourir par la continuation des moyens indiqués dans le § XVI qui précède, et alors :

1° Si les synapismes, etc., sont restés sans effet, on emploie le liniment suivant auquel on donne toute l'activité désirable.

Pr. Alcool aromatique	250 grammes.
Ammoniaque	12 ou 15 —
Huile essentielle de thérébentine	15 ou 20 —
Mêlez.	

On trempe un bouchon de laine dans ce mélange et on frotte les membres et même l'épine du dos.

On a été jusqu'à joindre à ce liniment des gouttes de teinture de cantharides. Au reste, voici la formule du liniment hongrois qui se compose avec :

Vinaigre,	250	grammes.
Eau-de-vie,	500	—
Farine de moutarde,	16	—
Camphre,	8	—
Poivre,	8	—

Et si on veut :

Une gousse d'ail pilé.

On laisse infuser pendant trois jours.

2° La réaction se faisant attendre, on a employé avec succès un vésicatoire longitudinal par incorporation sur l'épine du dos, de haut en bas, de 9 ou 10 pouces de long sur 2 ou 3 de large. On le laisse quelques heures pendant qu'on agit par d'autres moyens. On a soin de l'arroser avec de l'alcool camphré.

3° Si l'essence de menthe, donnée comme elle est indiquée plus haut, ne répond pas à ce qu'on en attend, alors on la donne dans du café noir froid ou chaud, en suivant l'appétence du malade.

4° Si l'essence de menthe échoue tout-à-fait pour amener la réaction, on examinera l'indication de l'éther camphré, très camphré, à plusieurs gouttes, sur du sucre, dans une cuillerée à soupe d'eau ou de café.

5° Si l'éther camphré échoue, M. le docteur Block (de Gand) montre une grande confiance dans l'essence de menthe, jusqu'à dix gouttes, donnée dans un verre à liqueur de vin blanc généreux, ou même dans de l'eau-de-vie avec du sucre : même réitérer si la première dose n'opère pas.

6° Si l'essence de menthe, même à dose forte échoue, on arrive à la teinture de Strogonof dont la formule est plus bas. On en donne de 15 à 20 gouttes dans du vin blanc de préférence avec du sucre, et on réitère au besoin. C'est un stimulant puissant qui ne doit être manœuvré que par les hommes de l'art. Ce stimulant a été utile à la femme d'un confrère pour aider à obtenir une réaction qui ne s'établissait pas.

La mixture de Strogonof se compose avec :

Teinture éthérée de valériane Teinture anodine d'Hoffman	de chaque 8 part.
Teinture de noix vomique Teinture d'arnica, fleurs et racines	de chaque 4 part.
Teinture d'opium,	6 part.
Essence de menthe,	2 part.

7° Je préférerais commencer par la teinture de la sœur de charité, publiée dans le département du Nord et par M. le docteur Cayol dans son excellent *Manuel*.

La voici :

Pr. Racine d'angélique, — de *calamus aromaticus* de la Jamaïque, si on peut en avoir, — de grande aunée (*Inula helemium*, *Inula campana*). — de gentiane.	de chaque une once ou 32 grammes.

Mettez macérer dans un litre d'eau-de-vie de genièvre pendant trois ou quatre jours, puis tirez à clair.

La dose de cette teinture est d'un verre à liqueur pour un adulte, et si la réaction ne se fait pas sentir après une demi-heure, on en redonne un demi-verre également à liqueur. Je pense qu'on peut évaluer à plus d'une cuillerée à bouche et demie le verre à liqueur.

A ce moyen on joint l'usage de la laine chaude autour du corps, après l'avoir trempée dans l'eau bouillante et tordue, et on fait boire une infusion chaude de petite sauge.

8° Faut-il parler ici des bains entiers chauds, je n'ai pas eu à m'en louer et j'ai eu à m'en plaindre. Ceux qui suivaient l'Hôtel-Dieu en 1832 et spécialement M. le professeur Trousseau qui prenait une part active dans mon service, n'auront pas oublié un enfant qui expira en le plongeant dans un bain de 28 degrés Réaumur.

9° Dans un des hôpitaux militaires de Paris on a cru avoir observé des avantages marqués de l'application de fomentations chaudes sur la tête de sujets qui étaient dans la stupeur. Ceci demande confirmation.

10° Faut-il enregistrer ici l'emploi du nitrate d'argent en dissolution à 5 centigrammes d'abord dans 4 onces de véhicule simple ou aromatique, proposé par un de nos confrères de Chartres, dans la fièvre typhoïde, et importé dans le traitement du choléra? Je pense que ce moyen est encore à l'état d'étude comme l'hydro-sulfure de mercure dans le traitement de la fièvre typhoïde et du choléra algide. Le choléra algide n'est certainement pas la fièvre muqueuse de Selles, qui fut plus tard la fièvre adéno-méningée de Pinel, plus tard encore la fièvre entéro-mésentérique de Petit et Serres, et en même temps la dothinentérie de Bretonneau, et finalement la fièvre typhoïde de Paris, qui fait dans la pathologie une invasion qui serait alarmante, si cette qualification de l'état fébrile n'avait pas pris sous certaines plumes et dans certaines bouches la place de la fièvre maligne des anciens, de la fièvre ataxique de Selles et de Pinel, de la gastro-entéro-hépato-céphalite de la médecine physiologique, c'est-à-dire si le mot de typhoïde, appliqué à tout propos, n'était pas devenu une réponse évasive à toutes les difficultés pratiques.

11° On a employé, pour favoriser et produire directement la réaction et une sueur utile chez les cholériques,

— soit les bains de vapeur sèche à une température plus ou moins élevée au moyen de cerceaux placés dans le lit, et d'un caléfacteur dont on règle l'action. Ce moyen, fort employé dans les hôpitaux de Paris, est parfois d'une application difficile. Je n'ai pu en tirer parti dans les cas véritablement graves; il répond aux serviettes sèches, chauffées, aux bouteilles remplies d'eau chaude, etc.

— soit les bains de vapeur humide, aqueuse ou aromatique qu'on ne peut employer partout et facilement. Ce moyen répond aux cataplasmes, aux fomentations chaudes, à la laine trempée dans l'eau bouillante, etc., tous moyens plus faciles à employer que les bains de vapeur humide.

— soit des étuves plus ou moins chauffées; mais que faire des étuves, des bains russes et égyptiens dans une épidémie, à un sixième étage ou dans un village, et puis les cholériques ne périraient-ils pas par le seul fait du transport.

§ XVIII.

1° Jusqu'ici je n'ai parlé, à l'occasion des rubéfians externes, que de ceux qui, en ajoutant du calorique, rubéfient même jusqu'à la combustion, et de ceux dont l'âcreté remplace la température élevée pour irriter la peau jusqu'au point de l'escharifier, si on agit sans ménagement.

2° Au sujet des stimulans internes, je n'ai fait mention que de ceux qui, par leur température élevée et par leurs propriétés âcre et stimulante peuvent, par l'intermède de l'estomac et du rectum, porter dans l'organisme une surstimulation directement rubéfiante.

Telles sont les préparations d'ammoniaque, l'acétate liquide d'ammoniaque, l'hydro-chlorate d'ammoniaque et surtout l'hydro-chlorate de soude, sel de cuisine, dont on a vanté les succès pour amener la réaction. L'acétate d'ammoniaque (esprit de mindererus) a été employé par cuillerées à café dans une infusion aromatique de menthe, de sureau, etc.; il a paru utile en portant à la peau. L'hydro-chlorate d'ammoniaque à 20 ou 30 centigrammes (4, 5, ou 6 grains), a remplacé l'esprit de mindererus. Le sel de cuisine à une cuillerée à café et même réitérée dans un pain à chanter, ou mieux dans une infusion aromatique, a des partisans; on l'a vu amener une belle réaction lorsqu'on réitérait les doses à diverses reprises.

3° Un stimulant qui n'est pas à dédaigner dans les cas extrêmes, est sans contredit l'électricité. En effet, les courans électriques, galvaniques, électro-magnétiques, au moyen des plaques sèches ou mouillées, ou des aiguilles, sont un moyen puissant pour réveiller l'action vitale et ne doivent pas être oubliés.

4° Sans doute que les stimulans directs, dont j'ai parlé jusqu'ici, ont eu des applications utiles, très utiles, mais il est un autre ordre de moyens qui ont été employés avec avantage; cependant si j'examine la question de convenance des *toniques alcooliques* en particulier, j'avoue qu'ayant vu leur usage, surtout exagéré, suivi d'une grande stupeur et d'un état très fâcheux des muqueuses de l'appareil digestif, malgré la réaction factice obtenue à grands frais par le punch, le Malaga, le Madère et l'eau-de-vie, les bienfaits de l'emploi de ces toniques m'ont semblé contestables dans beaucoup de cas; en conséquence, je suis en garde avec eux sans entendre proscrire des agens utiles lorsqu'ils sont employés avec circonspection.

En physique, je comparerais les stimulans rubéfians de l'organisme vivant à l'archet qui fait vibrer les cordes du violon, et j'assimilerais les toniques alcooliques qui montent le ton de l'organisme vivant, aux chevilles qui règlent le ton des cordes de l'instrument en les tendant. L'action tonique des alcooliques peut aller jusqu'à la mort après avoir fortifié, comme celle des chevilles peut s'exagérer jusqu'à casser les cordes après les avoir tendues à l'excès.

Il faut rapporter à la classe des toniques tous les aromatiques dont j'ai parlé : menthe, camomille, café, éther, etc.

5° Quant aux relâchans et aux émolliens qui détendent et relâchent le ton vital, comme ils favorisent la putréfaction des corps organiques privés de vie, j'en ai parlé comme moyens locaux, cataplasmes, fomentations, etc., mais ils doivent être employés à une température assez élevée pour associer le phénomène de la stimulation à celui du relâchement, car on a vu quels sont les mauvais effets des bains tièdes plus ou moins chauds. Il en est en vérité des cholériques algides à l'égard des relâchans chauds, comme des membres gelés qui se gangrènent si on les plonge dans de l'eau tiède. Dans les préludes, on associe avec succès l'eau tiède ou chaude aux aromates pour les boissons, fomentations et cataplasmes; mais dans les progrès, c'est la chaleur, les corps chauds qu'on emploie pour produire directement le développement de la chaleur vitale; par les frictions, percussions, urtications, synapismes, alcalis âcres, etc. On a rétabli cette chaleur vitale indirectement, même en les employant à une température inférieure à celle du corps vivant.

§ XIX.

Il me reste à parler des agens qui au lieu d'ajouter du calorique en enlèvent à l'organisme et le refroidissent même jusqu'à la congélation, et de ceux dont l'action va jusqu'au tanage des substances organiques mortes.

1° Dans les préludes, § I et II, il est rare que le froid convienne soit au dehors soit au dedans du corps, c'est le moment de l'emploi des substances chaudes, comme lorsque la moiteur et les sueurs salutaires sont établies, à moins de contre-indications spéciales; mais il n'en est pas de même dans les cas indiqués aux §§ III, IV, V, VI et VII, car alors on voit les malades désirer avec ardeur les boissons froides et même la glace. En ceci l'instinct des malades et les bons effets fournissent un guide sûr pour étudier la question ; car si en buvant frais et en avalant de la glace, le pouls se relève, si la peau se réchauffe, si une bonne moiteur et même une bonne sueur s'établissent avec diminution de tous les malaises, de la faiblesse, des vomissemens, des selles, de la soif, et surtout si le cours des urines se rétablit, que la langue s'humecte, il faut continuer à se conformer aux convenances particulières du malade en continuant à lui donner à boire froid avec l'attention de ne jamais lui laisser avaler une verrée d'un seul trait, mais en l'obligeant de ne boire que par gorgées successives afin de ne pas surprendre l'estomac par l'impression d'un froid considérable qui pourrait supprimer la moiteur et la sueur, au grand désavantage du malade. M. le docteur Massé avait, au moyen des rubéfians, des stimulans diffusibles, l'essence de menthe, et des boissons chaudes et aromatiques, obtenu à grand peine chez un homme fort une belle réaction avec sueurs chaudes et pouls souple. Tout cela promettait une terminaison prompte et favorable de la maladie. Un avis contraire en son absence fit administrer la glace ; la sueur s'arrêta aussitôt, la réfrigération recommença, le pouls s'éteignit et le malade était mort trois heures après. Ceci prouve que lorsqu'on a trouvé une direction simple produisant de bons effets il ne faut pas divaguer dans un traitement et faire une sorte de macédoine des moyens de l'art.

2° Lorsqu'un nombre imposant de rubéfians externes

et de stimulans internes employés avec mesure et persévérance échouent pour rétablir la chaleur, relever le pouls et faire cesser les vomissemens, le dévoiement, les crampes, etc., on demande s'il faut insister sur le même genre de moyens, l'expérience répond que non, pour deux raisons principales.

La première, c'est que lorsqu'un malade fatigué par des moyens du même ordre, n'y répond pas, il faut en changer afin de mettre l'organisme en mesure de reprendre ses avantages.

La seconde, c'est qu'après des moyens d'un ordre différent, l'organisme sera plus sensible aux moyens employés d'abord si on est forcé d'y revenir plus tard ; c'est comme si je disais qu'une personne dont les yeux ne distinguent plus les objets à la lumière ordinaire, récupère la faculté de voir après un séjour dans un lieu obscur.

Un cholérique sur lequel les stimulans extérieurs et intérieurs n'avaient produit aucun bon effet et qui restait opprimé par la tendance de la grande circulation à s'éteindre, fut placé doucement sur un lit de sangle incliné, la tête soutenue, un peu relevée. Alors, de l'eau froide puisée dans un baquet placé derrière sa tête, fut lancée par nappes de la tête aux pieds pendant une minute environ, et le malade fut aussitôt et tout doucement replacé dans son lit modérément échauffé. Une serviette très chaude fut mise sur le cœur, tandis qu'on frictionnait les quatre membres sous les couvertures, tantôt avec les mains et tantôt avec des bouchons de linge ou de flanelle ; on consulta son appétence pour les boissons chaudes ou froides et on s'y conforma, la coloration de la peau, la chaleur et la grande circulation se relevèrent bientôt successivement; une moiteur douce s'établit et le malade guérit.

On comprend l'importance de la position presque horizontale à cause du danger des lipothymies (défaillances).

Si les projections ou affusions d'eau en nappe n'inspirent pas de confiance, qu'on se souvienne de la puissance d'une simple cuillerée d'eau froide jetée au visage d'un homme en syncope.

Le lavage avec des éponges trempées dans l'eau froide pendant une minute a moins de pouvoir que les affusions, mais peut avoir son avantage.

Si on plonge les éponges dans de l'eau vinaigrée, on associe l'action irritante du vinaigre à celle du froid.

Si on emploie pour le lavage le vinaigre chaud, on rentre dans l'emploi des rubéfians généraux de la peau, et celui dont je parle en ce moment n'est pas à dédaigner. Il a rappelé à la vie des personnes conduites aux portes de la mort par la rétrocession de rougeoles ou de scarlatines.

Il est des sujets qui ont dû leur salut à l'emploi alternatif des affusions froides instantanées et des frictions avec des éponges ou des bouchons de linge ou de flanelle trempés dans du vinaigre chaud pur ou coupé.

Ici se présente, pour l'homme de l'art comme pour l'homme du monde, une question. Comment la réfrigération du corps par les affusions ou les lavages avec de l'eau froide peut-elle amener le retour de la chaleur vitale et relever la grande circulation et la vie? On peut répondre, je pense, à cette question par une autre: Comment l'exercice qui dépense des forces, les augmente-t-il en définitive, à moins que la vie ne soit épuisée? Il est clair, en effet, que les affusions et les lavages froids agissent de deux manières.

En premier lieu, si l'eau employée pour l'affusion est plus fraîche que le corps qu'on lave, elle soustrait du calorique au corps lavé; si, au contraire, elle est plus chaude, elle lui en ajoute, cela est aussi clair que certain. Or, nous avons vu que les bains tièdes ou chauds qui ajoutent du calorique sont funestes aux cholériques comme à ceux qui ont été saisis par le froid.

En second lieu, l'eau employée pour les affusions et les lavages, soit qu'elle soit chaude ou froide, enlève de l'électricité animale par ses courans sur la surface du corps en mouillant l'épiderme, si cette eau est chaude elle relâche les tissus en les désélectrisant et jette dans le colapsus; si, au contraire, elle est au-dessous de la température du corps, elle resserre ses tissus en les désélectrisant et sollicite en même temps une réaction calorigène et électrogène par la puissance vitale. Ce qui est facile à constater sur toute personne qui conserve la faculté d'observer ce qui se passe chez elle pendant et après les immersions dans l'eau douce d'une rivière et surtout dans l'eau saline de la mer. Cette réaction vitale est aussi constante que celle qui suit la projection d'eau froide au visage dans une lipothymie qui a refroidi, suspendu le sentiment et en partie la grande circulation; il est donc important que les hommes de l'art se pénètrent bien de la manière d'agir, et se familiarisent avec l'un des plus puissans moyens de rétablir l'harmonie entre les différens foyers de l'action vitale et nerveuse. — Cette *gymnastique vitale* revient à ce qui se passe dans une main à moitié gelée qu'on réchauffe en la frottant avec de la neige.

3° Si, après avoir épuisé les stimulans et même les toniques intérieurs et extérieurs, un malade reste oppressé avec une barre à la base de la poitrine (c'est-à-dire un spasme du diaphragme) ou avec un poids sur la poitrine (c'est-à-dire avec une stase de sang dans les veines pulmonaire et le cœur), si le pouls se relève mal et surtout s'il y a du tumulte dans la région précordiale, des battemens thoraciques et à la surface des membres de grandes veines brunâtres; il est ordinaire que la saignée qui donne un sang noir rougissant difficilement à l'air, soit utile : pourquoi? le docteur Cayol a parfaitement saisi cette indication de la saignée contre l'asphyxie cholérique comme contre les autres.

Le sang asphyxique que la saignée fournit dégage la grande circulation d'un sang peu propre à entretenir la vie; de proche en proche les veines des membres se vident, l'aorte se décharge dans les artérioles capillaires, les veines pulmonaires cèdent le sang noir qui les engorge et l'artère pulmonaire leur en fournit d'autre; mais ceci ne peut se faire sans que les phénomènes capillaires de la respiration ne reprennent une activité qui va croissant à mesure que la rutilance normale du sang se rétablit. D'où l'indication de la saignée sous ce point de vue; mais je ne l'ai pas vue réussir lorsqu'on anticipait avant un commencement de réaction avec les phénomènes que j'ai indiqués plus haut. Lorsqu'on ne peut ouvrir les grandes veines, des sangsues (qui meurent après s'être gorgées de sang cholérique) et surtout des ventouses sèches ou mouchetées deviennent très utiles lorsqu'il y a ou qu'il survient des complications de maladies locales sur lesquelles la dérivation physiologique peut avoir prise.

4° Que faire des opiatiques dans les accidens cholériques? Les opiatiques et surtout les préparations alcooliques de l'opium agissent de plusieurs manières.

D'abord en émoussant la sensibilité nerveuse, en régularisant l'action des deux systèmes nerveux à une dose modérée, et ensuite en l'éteignant si on l'exagère.

Ensuite à une dose légère les préparations d'opium qui, comme tous les agens complexes, n'agissent pas d'une manière semblable sur tous les organes, les préparations d'opium, dis-je, à dose modérée, relèvent la grande circulation et favorisent la moiteur et même la sueur.

L'opium et ses préparations ont été en conséquence très utiles dans le début des accidens cholériques, mais associés à la menthe ou à l'éther; ainsi, il est arrivé qu'une potion à base de laudanum ou de teinture d'opium, de sirop d'éther et d'eau de menthe, jointe à des synapismes et à des cataplasmes chauds sur le ventre et à l'infusion de camomille en boisson, a parfaitement conjuré les accidens de cholériques déjà refroidis.

En même temps qu'elles peuvent favoriser les vomissemens, les préparations opiatiques calment les crampes et ordinairement le dévoiement.

Enfin, il ne faut jamais perdre de vue avec les sujets dont on n'a pas l'habitude, que, pour certaines constitutions, une goutte de laudanum, même de Sydenham, est un véritable poison.

La belladone abat la puissance nerveuse et la grande circulation, sans amener de réaction et ne diminue pas le dévoiement.

Il en est du *datura stramonium* comme de la belladone.

L'opium et ses préparations isolées ou combinées avec celles de la valériane, de l'assa fétida, du quinquina, ont rendu de grands services dans le traitement des anomalies cholériques consécutives; il ne faut donc pas s'étonner que, dans certaines localités, on regarde l'opium comme un spécifique contre le choléra et ses accidens.

5° On a parlé du haschisch ou extrait résineux du chanvre. D'après le rapport de M. Gastinet, pharmacien au Caire, l'emploi de ce moyen semblerait spécifique en Égypte dans le traitement du choléra, mais il faut que ce moyen ait été employé dans notre climat et que d'autres faits soient venus se joindre à celui qu'on cite de M. le docteur Legroux. Voici au reste la formule que donne M. Gastinet.

Infusion chaude de camomille,	96 grammes.
Sirop simple,	30 —
Teinture de haschisch,	40 gouttes.
M. S. A.	

A prendre en une fois dans la période du choléra.

Je n'oserai autoriser d'emblée cette dose en Europe.

M. Gastinet qui fait connaître ce procédé par

l'*Union médicale* annonce que 5 gouttes de sa teinture contiennent 5 centigrammes du principe actif du haschich.

6° Je n'ai pas employé le chloroforme, il éteint la grande circulation et la sensibilité de manière à m'intimider. Je ne connais pas assez sa manière d'agir par l'estomac pour oser en parler à l'occasion du choléra.

CHAPITRE III.

PRÉDOMINANCES SYMPTOMATIQUES, ET INDICATIONS QUI EN RÉSULTENT.

§ XX.

Quant à la prédominance de tel ou tel accident sur les autres :

1° Si les vomissemens dominent :

— L'eau gazeuse rafraîchie en boisson;

— Le magistère de bismuth, de 50 centigrammes à 1 gramme.

— La poudre de racine de colombo seule ou associée au bismuth ou à de l'amidon.

— La température froide des boissons féculentes, légères, seules ou coupées avec l'eau gazeuse.

Sont tous des moyens qui ont rendu service.

2° S'il y a émission de beaucoup de gaz, au lieu de poudre de colombo on pourra associer avec succès au sous-nitrate de bismuth 30 à 40 centigrammes et plus de charbon de fusin parfaitement charbonné et pulvérisé, absolument impalpable.

— Le bouillon de bœuf froid par cuillerée réussit souvent très bien.

— L'eau froide est parfois le meilleur anti-vomitif.

— Les mixtures opiatiques favorisent souvent les vomissemens au lieu de les arrêter.

3° Des vomissemens qui avaient résisté à beaucoup de moyens ont cédé immédiatement en faisant avaler aux malades par cuillerées à café une espèce de pâte molle préparée immédiatement avec de l'amidon et de l'eau froide. On réitère plus ou moins. Au lieu d'eau simple, on peut se servir d'eau de roses distillée ou de décoction de racines de grande consoude refroidie, sans sucre.

On fait boire par-dessus, si l'on veut, de l'eau rendue albumineuse, sans sucre, préparée en battant le blanc d'un œuf frais avec un demi-litre d'eau, de manière à faire mousser. On donne par cuillerée. On peut également se servir pour boisson, d'eau froide blanchie avec de l'amidon délayé.

4° Un demi-gramme de sous-nitrate de bismuth associé à 30 ou 40 centigrammes de charbon de fusin parfaitement porphyrisé, a levé des difficultés; on a même doublé la dose avec une cuillerée à café de sirop de pavots blancs; ces moyens sont applicables également aux cas où il y a en même temps dévoiement.

5° L'huile camphrée donnée par cuillerée à café a arrêté des vomissemens qui avaient résisté à beaucoup d'autres moyens.

§ XXI.

Si le dévoiement domine, au contraire, il faut alors :

1° Revoir ce qui a été dit au sujet des préludes, §§ I et II.

2° Employer, je le répète, le magistère de bismuth à 1 gramme avec 40 ou 50 centigrammes de charbon de fusin porphyrisé impalpable et une cuillerée à café de sirop de diacode ou de pavots blancs, à diverses reprises.

3° Recourir à la décoction de racine d'arnica à 15, 20, 30 grammes avec 60 centigrammes de cachou dans 125 grammes de véhicule, *peut être* avec 5 centigrammes d'extrait aqueux thébaïque, donnée par cuillerée à soupe.

4° Si la diarrhée est bilieuse et même avec vomissement, donner un verre ou deux d'eau minérale avec 10 grammes de sulfate de soude dans chaque verre et même avec 1 gramme d'hydrochlorate de soude, si le pouls est déprimé.

5° Si on peut se procurer les eaux de Kissenghen (source Ragotzi), en Bavière, un verre ou deux peuvent résoudre la difficulté.

6° M. le docteur Cayol donnait en 1832 des soins à M. P..., âgé alors de près de 60 ans pour des accidens cholériques. Le malade avait eu 60 garde-robes dans la nuit qui précéda la consultation à laquelle je fus appelé. Il était presque éteint. Ce dévoiement qui avait résisté au traitement le plus rationnel, céda, comme par enchantement, à des demi, à des quart de lavemens *froids* avec décoction de riz qu'on peut remplacer par de l'eau dans laquelle on délaye deux cuillerées d'amidon. Le malade jouit encore aujourd'hui d'une bonne santé, a 77 ans environ et a noblement supporté dernièrement une maladie grave dans laquelle on a dû le saigner.

7° La thériaque, le diascordium, la confection d'hyacinthe ont trouvé leur application, sans qu'il faille trop y compter.

8° Peut-être que dans les cas d'opiniâtreté de dévoiement la solution de nitrate d'argent, qui réussit si bien dans les dyssenteries chroniques, trouverait une application utile, soit en potion à 5 centigrammes sur 125 grammes de véhicule, soit même en lavement avec de l'amidon en en portant la dose jusqu'à 2, 3, 4, 5 centigrammes sur 125 grammes de véhicule pour les quarts de lavemens, ainsi que M. Nathalis Guillot paraît l'avoir fait avec succès.

§ XXII.

Dans les prédominances des crampes, on a recours :

1° Aux frictions, soit avec l'éther acétique camphré, soit avec l'alcool camphré avec ou sans opium ;

2° Aux frictions avec l'huile camphrée laudanisée ;

3° Aux quarts de lavemens, contenant 30, 40, 50 ou 60 centigrammes d'assa fétida étendus avec du jaune d'œuf dans de l'eau simple ou dans une décoction

— soit de racine de valériane sauvage à 10, 15, 20, 25 ou 30 grammes par litre d'eau,

— soit de racine de *calamus aromaticus* de la Jamaïque,

— soit de pivoine ;

4° Aux ligatures momentanées des membres avec des mouchoirs ployés en cravate;

5° Au massage, même cadencé ;

6° A l'extension des membres.

§ XXIII.

Si, avant ou après l'arrivée de la réaction, le malade éprouve :

1° Le sentiment d'une barre vers l'estomac, c'est-à-dire à la base de la poitrine, il faut épier l'état du pouls et l'indication :

— soit de la saignée du bras, surtout s'il y a du tumulte dans la région du cœur,

— soit des ventouses sèches simples ou avec des sangsues sur la région épigastrique (creux de l'estomac),

— soit de la respiration de l'acide acétique,

— soit des respirations ammoniacales,

— soit des courans électriques ou électro-magnétiques;

— soit qu'on emploie ces moyens séparément,

— soit qu'on les emploie combinés avec les synapismes, avec les frictions, ou avec l'application de briques chauffées à l'eau bouillante et enveloppées de flanelle arrosée de vinaigre simple ou aromatique ou de sureau ou de tout autre topique vinaigré;

2° Le sentiment d'un poids à la région précordiale ou dans tout autre point de la poitrine, et surtout si les veines deviennent bleuâtres; si la gêne de la respiration va croissant; — on aura à examiner les mêmes indications que dans le sentiment de la barre ou de la constriction de la base de la poitrine.

§ XXIV.

Si la réfrigération domine, on réfléchira aux divers moyens proposés pour relever la chaleur vitale ; tels sont :

— Les synapismes, les cataplasmes très chauds,
— Les frictions simples, ou ammoniacales, ou vinaigrées sur la région dorsale et sur les membres sans découvrir le malade ;
— La percussion,
— L'urtication,
— Les briques chaudes enveloppées de flanelle arrosée d'alcool aromatique ou de vinaigre, formant un bain de vapeur humide ;
— Les bouteilles d'eau chaude ;
— Des couvertures de laine sèches ;
— Un usage convenable d'infusions aromatiques chaudes de menthe, de petite sauge, et surtout de café, seul ou aiguisé avec l'esprit de mindererus ;
— à moins qu'une appétence et une soif impérieuse ne commandent l'usage des boissons froides, et même celui de la glace.

§ XXV.

Il arrive parfois que la chaleur vitale rétablie aux membres, la grande circulation ne se relève pas et que son extinction menace la vie et fait même périr le malade. Ceci demande une grande attention : on examine d'abord quels sont les moyens propres à relever la calorification qui ont été employés, et jusqu'où ils ont été poussés. Alors on doit examiner l'indication :

— Du punch ;
— Du vin de Malaga ou d'Alicante ;
— Du vin de Madère ;
— De la teinture de la sœur dont la formule est plus haut.
— De l'eau-de-vie, du café, etc., etc.

Soit qu'on emploie ces moyens seuls, soit qu'on y ajoute une ou plusieurs gouttes d'essence de menthe et des cuillerées de boissons aromatiques. Il y a ici un écueil à éviter, car si on insiste sur ces moyens, on étourdit la vie sans relever le pouls, et si le malade résiste quelques jours, la bouche se dessèche, la muqueuse buccale rougit et le malade succombe dans une stupeur nerveuse qu'on appelle fièvre typhoïde, ou dans un délire mucitant.

Que faire dans un cas aussi extrême? il faut s'arrêter dans l'usage des toniques alcooliques et passer aux toniques analeptiques, car l'extinction de la grande circulation comme la propension lipothymique qui l'accompagne, peut se lier à l'état d'inanition du sujet et surtout s'il a eu auparavant des évacuations excessives. Alors on examine les effets du bouillon de bœuf froid (pas trop fade peut-être, modérément salé cependant), d'abord par cuillerées à café, puis par cuillerées à soupe, et si par son usage le malade se ravive, si la langue s'humecte, si le pouls évanoui redevient sensible, il faut continuer et ne désespérer de rien.

Il faut bien entendre qu'il ne s'agit pas ici de l'inanition ou de la faiblesse produite par le défaut d'alimens, mais bien de cette faiblesse qui appartient à toutes les maladies de mauvaise nature dès leur invasion. En effet, ne voit-on pas, dès l'invasion des maladies ataxiques ou pernicieuses, des dispositions lipothymiques, et une débilitation qui dénoncent immédiatement la diminution et la tendance à l'extinction de la résistance vitale. Cette tendance à l'extinction de la vie est évidente dans les fièvres pernicieuses dans lesquelles elle se montre et se suspend deux ou trois fois seulement avant d'immoler le malade. Or, dans ces fièvres pernicieuses avec tendance immédiate à l'extinction de la vie, Galien n'avait pas à leur opposer le quinquina, que faisait-il alors? il demandait au bouillon et aux vins généreux ce qu'il ne pouvait demander à un agent qu'il ne connaissait pas, et il guérissait. Ces remarques prendront plus d'importance encore, si on réfléchit que c'est la partie de la société qui souffre davantage des privations et des qualités peu nutritives de son alimentation, qui est la plus maltraitée par les maladies pernicieuses et par le choléra en particulier, dans tous les pays.

CHAPITRE IV.

ÉTATS CONSÉCUTIFS AU CHOLÉRA ALGIDE.

§ XXVI.

Soit que le cholérique ait auparavant abusé des boissons alcooliques, soit qu'on ait été forcé d'employer beaucoup de stimulans externes et internes, soit par quelque cause insaisissable, il arrive que le malade tombe dans une stupeur nerveuse avec affaissement comme comateux plus ou moins considérable, tantôt sans fréquence de pouls, qui est faible et presque insensible, tantôt avec un pouls assez développé et sans fréquence remarquable, et tantôt avec un état fébrile plus ou moins fortement prononcé. Quelques auteurs ont appelé cela fièvre typhoïde et même typhus, pour indiquer apparemment l'état de stupeur qui le caractérise. Distinguons l'état typhoïde qui peut survenir dans le cours du choléra algide :

1° Lorsque la stupeur est sans fièvre, avec un cœur et un pouls faibles sans fréquence et sans délire typhomanique, c'est-à-dire sans délire somnolent, alors les vésicatoires à la nuque, si déjà ils n'ont été employés, combinés avec les synapismes sur les membres inférieurs, alors les fomentations chaudes de la tête proposées par un de nos confrères, médecin à l'hôpital militaire du Gros-Caillou, pourraient peut-être devenir utiles employées avec mesure, de concert avec le sirop d'écorce d'oranges, contenant 3 ou 4 grammes d'extrait de quinquina et 2, 3 ou 4 gouttes d'essence de menthe par once. On donnerait ce sirop par cuillerées à café.

Il est des cas où l'éther camphré réussit mieux que l'essence de menthe ajouté au sirop par gouttes.

Le bi-succinate d'ammoniaque par gouttes a remplacé avec avantage la menthe et l'éther camphré; on peut remplacer le bi-succinate par l'acétate liquide d'ammoniaque (esprit de mindererus), associé au sirop ci-dessus ou mêlé avec lui dans une infusion aromatique de camomille ou de petite sauge à une dose convenable.

Si on n'est pas content des fomentations chaudes, on sera conduit à étudier tout doucement les applications d'abord tempérées et ensuite fraiches sur la tête.

Pendant ce temps il faut instiller des boissons fortifiantes, de l'eau vineuse légère, si elle plaît et si on n'a pas trop abusé des alcooliques et surtout des cuillerées à café puis à soupe de bouillon de bœuf froid.

2° Si la stupeur est accompagnée de rougeur du visage, d'un cœur fort, d'un pouls plus ou moins développé quoique sans ou avec peu de fréquence, même sans délire très prononcé, alors on a à examiner l'indication de la saignée s'il n'en a pas été faite, ensuite celle des sangsues derrière les oreilles, celle des applications réfrigérantes sur la tête, soit dans des vessies, soit avec des irrigations en même temps que des rubéfians sur les membres inférieurs; si les applications réfrigérantes ont de l'avantage, elles conduisent aux affusions de 2 ou 3 minutes avec de l'eau à 20, 19, 18 et même 17 degrés Réaumur faites de haut en bas, le malade étant couché un lit de sangle incliné ou assis dans une baignoire s'il est assez fort et qu'il n'y ait aucun danger de lipothymie ou défaillance.

Si les réfrigérans n'ont aucun avantage, on sera le maître de vérifier les résultats de notre confrère du Gros-Caillou par les fomentations chaudes sur la tête.

Il ne faut pas oublier de faire prendre des boissons acidules et analeptiques, soit féculentes, soit du bouillon froid.

3° Si la stupeur cérébrale est accompagnée de fièvre, de vertiges, d'étourdissemens, il ne peut guère y avoir lieu d'hésiter sur l'application des affusions de quelques minutes dont je viens de parler. Il est indispensable d'examiner l'indication de la saignée, des sangsues derrière les oreilles.

Si le pouls a de la consistance, il faut, si les affusions ont des effets trop fugaces, les remplacer par les irrigations avec deux filets d'eau courante sur la tête, le malade étant couché horizontalement et établi de manière que le lit, garanti par une toile imperméable, l'eau s'écoule dans un seau placé au-dessous. Deux petits robinets adaptés au seau établi au-dessus de la tête sont plus commodes que les syphons. Ce moyen a une action douce et soutenue, et pendant son emploi il est facile de tenir le corps et les membres chauds; il est des malades qui, pendant son usage, entrent dans une sueur douce. Si le pouls se concentre ou si le malade se refroidit, on suspend ce moyen.

Règle générale, on s'arrête à la boisson sous l'influence de laquelle la bouche s'humecte le mieux et reste le plus longtemps humide, fût-ce le bouillon pur ou coupé.

4° Si la stupeur est venue après le délire, si l'un des côtés est plus faible que l'autre ou se paralyse, si la pupille remonte sous la paupière supérieure, si le coma tourne au carus, c'est-à-dire s'il est de plus en plus difficile de tirer le malade de son affaissement ou de sa stupeur, avec difficulté croissante de la déglutition et de la respiration devenant stertoreuse, alors on est certainement en face d'une méningite avec des suppurations et même des ramollisemens cérébraux, la vie, la nature et l'homme de l'art sont vaincus.

§ XXVII.

1° Les accidens cholériques ne se terminent pas toujours en laissant le malade dans une convalescence immédiate. Ils sont souvent suivis d'un état fébrile qui n'a rien de fâcheux s'il est modéré, mais qui demande des attentions en raison de ses phénomènes dominans.

Si l'état fébrile consécutif aux accidens du choléra, est simple et seulement l'effet d'un surcroît d'irritabilité du cœur et des grands vaisseaux, ou du système nerveux : un régime analeptique d'une nature et d'une température convenables, des bains courts et doux, et le temps, aidé d'un repos et de petits exercices, en feront raison. On juge de cette situation par les effets d'une alimentation bien mesurée : si l'état fébrile diminue, il faut continuer. Si la fièvre consécutive est entretenue par la mauvaise disposition de quelque organe, il faut observer attentivement les moyens d'y obvier. Y a-t-il embarras ou douleur de la tête? Les bains de pieds chauds jusqu'aux malléoles, combinés avec des lavages tempérés de la tête et du visage, tandis que les pieds sont dans l'eau, calment la tête et la fièvre.

2° S'il reste de la toux avec ou sans douleur de quelque point des parois de la poitrine, il faut examiner l'indication d'un vésicatoire volant sur la douleur ou de quelque calmant, par exemple : une ou deux pilules de cynoglosse de dix centigrammes chaque, ou bien deux ou trois centigrammes de belladone seule ou associée à 10, 15, 20 centigrammes d'extrait de valériane ; souvent même la thridace suffit. Le lait d'ânesse, quand il passe, peut rendre de grands services.

3° S'il y a de l'inappétence, des digestions pénibles, douloureuses, avec flatulences, avec affaissement, assoupissement après des repas même très exigus, alors on examine l'indication de faire chiquer à jeun, en avalant la salive, 2 ou 3 grammes de rhubarbe ; si la rhubarbe ne réussit pas, on fait chiquer du quinquina concassé de la même manière ; bien entendu, lorsqu'il a perdu son amertume, on rejette le bois devenu insipide. L'infusion à froid des mêmes substances à 8 grammes pour 250 grammes d'eau froide, réussit moins bien que le chiquage.

En pareil cas, je ne saurais appeler trop fortement l'attention sur l'importance d'étudier avec soin la température à laquelle il convient de permettre les alimens et surtout le bouillon. Une jeune dame languissait et ne pouvait digérer le moindre aliment sans un état fébrile, sans un affaissement et sans des souffrances considérables ; cet état durait depuis plus de deux mois, et avait amené un amaigrissement considérable, lorsque au lieu des fécules qu'on donnait, on s'avisa de lui faire prendre par cuillerées d'abord et ensuite par tasses, du bouillon froid dans lequel on trempait du pain modérément grillé. Dès-lors les difficultés s'évanouirent; la viande rôtie, mâchée d'abord et sucée, puis avalée, vint bientôt renforcer le régime et tint lieu de fébrifuge.

Beaucoup de faits semblables prouvent qu'il faut souvent de la dextérité pour manœuvrer le régime des convalescens, à la suite de toutes les maladies et surtout à la suite du choléra.

Il arrive parfois que l'estomac, après le repas, a besoin d'un adjuvant; ainsi, une cuillerée à soupe d'eau de menthe ou d'essence de vanille par exemple, pour remonter son énergie digestive; mais il arrive aussi qu'un demi-centigramme à un centigramme d'extrait aqueux thébaïque, associé à 10 ou 15 centigrammes d'extrait de gentiane, ou bien à 5 centigrammes d'alun donné avant le repas, calme le surcroît d'irritabilité de l'estomac et le remet en bonne voie pour digérer convenablement.

4° S'il reste une disposition au vomissement, alors 30, 40, 50 ou 60 centigrammes de magistère ou sous-nitrate de bismuth avant les repas suffisent souvent pour rompre l'habitude.

Si le sous-nitrate de bismuth seul échoue, alors on lui associe la poudre impalpable de racine de colombo ou de calamus aromaticus ou de charbon de fusin parfaitement impalpable.

Si l'estomac rejette ces poudres, on leur associe l'amidon en les délayant avec de l'eau; on essaye les eaux gazeuses, le lait ou le bouillon froid à jeun.

5° S'il reste un flux bilieux consécutif qui ne finisse

pas, on a recours au charbon porphyrisé impalpable à 30, 40 ou 50 centigrammes avant les repas en lui associant une cuillerée à café d'amidon délayé avec de l'eau ou avec une cuillerée à café de sirop de pavots blancs.

Si le charbon échoue, on examine l'indication de l'extrait alcoolique de noix vomique à un tiers de centigramme, ou demi-centigramme seul ou associé au charbon porphyrisé et à l'amidon. On donne également cela avant les repas.

6° Si des anomalies nerveuses, telles que des vertiges, des étourdissemens, des étouffemens, des palpitations, une disposition lipothymique survivent aux accidens cholériques, alors reparaît la nécessité de l'étude du régime alimentaire; quant à sa nature et à sa température, la plus petite proportion de liqueur fermentée, vin, cidre ou bière dérange tout un plan. Un homme fort d'ailleurs et digérant parfaitement toute espèce d'aliment, est constamment repris de dyssenterie en buvant seulement 7 ou 8 gouttes de vin dans un verre d'eau; d'autres sont empoisonnés par deux fraises, par un quartier de pêche, par la moindre proportion de melon, par une patte d'écrevisse, etc.

Il est indispensable d'être averti que pendant et après les maladies, surtout ataxiques, qui font une certaine impression sur l'organisme vivant, il peut se développer les idio-syncrasies les plus bizarres, les plus imprévues, et demandant par conséquent une surveillance spéciale pour étudier les convenances de chaque convalescent en particulier, quelles que soient les anomalies nerveuses qui le fatiguent.

Rien ne peut remplacer la régularité des heures de repas, et la sobriété. Un jeune homme avait ruiné son estomac et sa santé, en ne mangeant que lorsqu'il en sentait vivement le besoin ; et alors il mangeait gloutonnement. Forcé d'aller passer un mois dans un château de Bretagne, pour une recherche de papiers dans des archives de famille, il fut obligé de se soumettre à la règle de la maison. On servait les repas au coup de cloche, et passé l'heure, il n'y avait plus rien à manger. Il en revint gros et gras et son estomac parfaitement rétabli, malgré ses travaux de recherches. Ce ne fut qu'alors qu'il comprit l'importance des conseils que je lui avais donnés auparavant.

A Gand, un établissement où l'on a nourri huit cents indigens, l'hôpital général des Incurables cancéreux, les casernes, et tous les établissemens soumis à une règle fixe pour le régime, ont été, cette année même, exempts du choléra jusqu'à présent.

L'exercice physique est de haute importance; mais il faut dans la convalescence où la faiblesse est encore grande, se garder de le conseiller après les repas, car alors il troublerait la digestion.

Si la faiblesse était si grande, que le convalescent ne pût, sans inconvénient, prendre ses petits exercices physiques avant ses repas, il ne serait pas temps de lui en permettre.

L'action d'écouter, de parler dans le commencement d'une convalescence fatigue plus ou moins ; d'où la nécessité de ne pas permettre la présence ou la circulation trop active de société causante autour des malades et des convalescens. La seule fatigue d'entendre parler plusieurs personnes et de leur répondre, jointe à celle d'un changement de lit a coûté la vie à un homme de 30 ans.

7° Une femme de 40 ans avait eu le choléra algide, au plus haut degré; dans une pièce longue et étroite, l'arôme spécial de sa sueur s'était imprégné dans les rideaux et les couvertures du lit, et incommodait ceux qui entraient auprès de la convalescente, qui ne pouvait récupérer ni force, ni appétit, ni sommeil. J'obtins qu'elle fût portée dans une autre pièce après l'avoir changée totalement de linge. A compter de ce moment l'appétit, le sommeil et les forces se relevèrent, et la malade se rétablit parfaitement sans rien changer à son régime. M. le docteur Guillet visitait cette personne avec moi.

Ce fait prouve surabondamment qu'il faut surveiller l'habitation de la personne malade sous tous les rapports et ménager les moyens de renouveler l'air; sans quoi on risque de voir perpétuer par cette cause des accidens consécutifs, et une convalescence qui n'aurait pas de fin.

8° Si un état saburral des premières voies avec état muqueux de la langue, amertume de la bouche et inappétence, continue opiniâtrement et que cet état résiste aux boissons amarescentes, à la macération de 25 fleurs de camomille romaine dans un demi-litre d'eau froide pour boire aux repas, ou à l'usage de macération de feuilles de germandrie ou de fleurs de houblon, ou à celle de quinquina seules ou associées à l'emploi des eaux gazeuses, il y a lieu d'examiner l'indication d'administrer, soit l'ipécacuanha, soit le tartre stibié en lavage, soit quelques verres de la solution de 40 grammes de sulfate de magnésie ou de sulfate de soude dans un litre d'eau.

CHAPITRE V.

COMPLICATIONS.

§ XXVIII.

1° Nous avons vu, dans le cours d'une rougeole, survenir des symptômes cholériques, avec vomissemens, dévoiemens, réfrigération et dépression de la grande circulation, altération des traits du visage, etc. Ces accidens furent combattus avec avantage par les moyens énumérés plus haut, et ce ne fut qu'après, que la desquammation eut lieu. Cette complication ne rend donc pas la guérison impossible.

2° Une dame svelte, âgée de 74 ans environ, était dans le cours d'une fièvre grave avec affaissement typhoïde, chaleur de la peau, fréquence du pouls, sécheresse de la langue, sans symptômes du côté de la tête, mais avec une affection catarrhale des bronches. Le ventre était souple et sans douleur, les garde-robes étaient pultacées, jaunâtres. En arrivant auprès d'elle, le onzième jour, je fus frappé de l'altération des traits du visage, et du cercle brunâtre qui entourait ses yeux; la peau avait perdu sa chaleur, le pouls déprimé avait cessé d'être fréquent, et de 100 pulsations par minute était tombé à 60. Enfin, il y avait eu quelques vomissemens, quelques selles liquides et quelques crampes. Ceci se passait pendant le printemps de 1838; j'agis aussitôt par les rubéfians et les diffusibles internes, pendant la fin du onzième jour, pendant le douzième et durant tout le treizième. Et pendant tout ce temps, l'état de la malade, à-peu-près stationnaire, n'éprouva qu'une légère amélioration. Le quatorzième jour au matin, le pouls donnait 100 pulsations, la peau était chaude et la bouche sèche; la toux catarrhale avait reparu, etc. Nous étions revenus à l'état fébrile du dixième jour. Du quatorzième au dix-huitième, l'état de la malade alla s'améliorant. La solution de la maladie commença du dix-huitième au vingt-unième, et la convalescence se confirma pendant la quatrième semaine.

Que penser de cet entr'acte cholérique du onzième au quatorzième jour? Cette personne jouit aujourd'hui d'une santé satisfaisante et a 83 ans.

3° Je n'en finirais pas, si je voulais parler des complications avec diverses inflammations locales; pleurésies, péricardites, méningites, péritonites, pneumonies, hépatites, etc. Aucune inflammation locale n'a fait défaut, comme complication. Ces complications réclament surtout les saignées et les dérivatifs locaux.

4° La coïncidence du choléra avec une grossesse est une chose grave. Madame ...., âgée de 34 ans, mère de trois enfans, était enceinte de quelques semaines, lorsqu'elle fut prise de défaillances, de réfrigération, d'extinction du pouls, de vomissemens et de selles cholériques, etc., qui furent combattus par les rubéfians cutanés, par les évacuans et les stimulans diffusibles. Tout ce traitement fut suivi de fièvre assez vive et d'une fausse couche au neuvième jour, et finalement d'une métrite suivie d'un abcès qui s'ouvrit dans le *rectum*, et de la menace d'un second abcès en avant de la matrice. Mais les sangsues aux aines, les cataplasmes et les bains, un régime convenable et la patience ont fini par triompher de tous les accidens, et cette personne est parfaitement rétablie. Une femme enceinte peut donc, sans succomber, soutenir le choc simultané du choléra, d'une fausse couche et d'une métrite suppurante avec ouverture de l'abcès dans le gros intestin.

5° La coïncidence de l'allaitement est une circonstance fâcheuse pour la nourrice et pour le nourrisson. La nourrice résiste parfois, mais le nourrisson qui ne fait que s'essayer à la vie, périt si rapidement, qu'il est d'ordinaire difficile de le secourir efficacement. Je n'ai pas de moyen particulier à proposer pour ce cas.

6° Lorsque le choléra fait invasion dans une localité, un certain nombre de maladies, qui y règnent, présentent souvent diverses anomalies, divers épiphénomènes ou divers accidens, de réfrigérations, de dépressions du pouls, de crampes, de vomissemens, de dévoiemens, d'extinction de la voix, de suspensions des urines, qu'on est forcé de regarder comme appartenant à une complication cholérique, laquelle conduit à modifier le traitement des autres maladies. Cette complication peut créer des difficultés; mais elle ne doit pas déconcerter.

Il ne faut pas confondre les frissons et les tremblemens fébriles avec les réfrigérations algides du choléra asiatique.

Dans ces complications, on emprunte au traitement du choléra tout ce qui peut s'accommoder à la circonstance pour simplifier les maladies coïncidentes.

7° Lorsque chez des personnes affectées de maladies chroniques quelconques, il se développe des accidens cholériques, ils obligent toujours à suspendre plus ou moins le traitement des maladies premières, pour s'occuper presque exclusivement de celui des accidens cholériques qui deviennent immédiatement la question vitale.

CHAPITRE VI.

TYPE INTERMITTENT.

§ XXIX.

L'observation nous a montré le choléra algide non-seulement sous le type continu, mais encore sous les types rémittent et intermittent. Cette circonstance doit être surveillée de près, car, une fois constatée, on a l'indication positive de l'emploi des préparations anti-périodiques, à la tête desquelles il faut placer celles de quinquina pendant la rémission ou l'intermission des accidens.

1° Le sulfate de quinine en poudre dans un pain à chanter mouillé, à la dose de 15, 20, ou 25 centigrammes, en l'associant au triple de son poids d'amidon à cause des vomissemens, suffit ordinairement. On fait boire par-dessus une infusion de menthe ou d'anis.

On réitère cette dose de deux en deux, ou de trois en trois heures trois fois.

Il est possible qu'on soit conduit à y associer quelques gouttes de laudanum de Sydenham.

2° Si l'estomac ne supporte pas le sulfate de quinine, on le donnera en lavement à 50 centigrammes, dans 4 onces de purée d'amidon, préparée en délayant l'amidon à froid.

On pourra associer quelques gouttes de laudanum au sulfate de quinine dans les quarts de lavement, que le malade doit garder, et qu'on doit remplacer si le malade est obligé de le rendre.

3° Si l'on ne peut administrer le quinquina ni par l'estomac, ni par l'intestin, on se servira des aisselles, dans chacune desquelles on placera 60, 80 ou 90 centigrammes de sulfate de quinine incorporé dans 4 grammes de graisse. On dépouille le malade de ses vêtemens immédiats et on l'enveloppe dans une couverture de laine, les bras collés contre le corps.

On réitère cette application de trois en trois heures ou de quatre en quatre heures au plus. Ce procédé a parfaitement réussi avec une personne de 84 ans qui avait eu deux accès, dans le dernier desquels elle avait eu 25 vomissemens et autant de garde-robes.

On peut joindre à l'application du quinquina par les aisselles, des fomentations sur le ventre avec une flanelle en plusieurs doubles, trempée dans une forte décoction de quinquina.

4° Si malgré les anti-périodiques par l'estomac, par

l'intestin ou par les aisselles, l'accès reparaît, alors il faut provoquer la réaction par les moyens qui ont été indiqués § XVI et suivans, et de plus en lui faisant prendre de demi en demi-heure une des pilules suivantes.

On prépare dix pilules contenant chaque :

1 centigramme d'extrait aqueux thébaïque.

10 centigrammes de camphre et q. s. de thridace pour faire chaque pilule.

On s'arrête dès que l'effet narcotique se prononce.

On donne, par-dessus chaque dose, de l'infusion de fleurs de camomille ou de menthe.

On peut même, si on craint les vomissemens, envelopper ces pilules soit dans de l'amidon mis en pâte en le délayant avec un peu d'eau, soit dans du sous-nitrate de bismuth également délayé.

Si les boissons chaudes ne réussissent pas, on prendra une boisson acidule, et surtout l'eau gazeuse.

5° Si après les accidens cholériques continus comme rémittens et intermittens, il reste des anomalies nerveuses, vertiges, altérations de la vue, tintemens d'oreilles, étouffemens, palpitations, propensions syncopales, vomissemens, borborygmes, ténesmes, crampes, etc. On y a obvié :

— Par des lavages de 1 à 2 minutes avec de l'eau à 20, 19, 18 et même 17 degrés Réaumur faits depuis le haut de la tête en descendant ; après ces lavages, on s'habille et on va se promener au dehors.

— Par les affusions tempérées de 3 ou 4 minutes.

— Par la température froide des alimens et des boissons.

— Par la nature des alimens qu'il faut étudier pour se conformer aux convenances du malade.

— Par la racine de *calamus aromaticus* de la Jamaïque en poudre à 2 ou 3 grammes avant les repas.

— Par la racine de valériane.

— Par la racine de pivoine, etc.

CONCLUSION.

Je ne sais si j'aurai réussi autant que je le désire à lever les difficultés, à faire cesser les incertitudes et à dissiper les obscurités pratiques qui, dans le trouble de l'invasion soudaine d'une maladie grave, saisit les spectateurs et nuit singulièrement à l'application régulière des moyens convenables. Toute agitation perturbatrice autour des malades, trouble, gêne l'homme de l'art s'il écoute le commérage ; commérage qui devient si souvent l'occasion des combinaisons thérapeutiques les plus bizarres et les plus nuisibles par conséquent. Il faut du calme et du sang-froid, afin de saisir facilement et nettement la valeur des phénomènes que présente le malade pour choisir aussitôt les moyens qui doivent être proportionnés à la situation, et suivre dans leur application une marche simple qui permette de bien apprécier la valeur réelle de chaque agent en particulier, afin de ne pas trop les compliquer et pouvoir agir avec une fermeté convenable.

On voudra bien pardonner les répétitions qui se trouvent dans ce petit travail improvisé; elles auront l'avantage de fixer l'attention sur des circonstances ou des moyens dont l'importance aurait pu échapper si je m'étais borné à les indiquer une seule fois.

29 mai 1849.

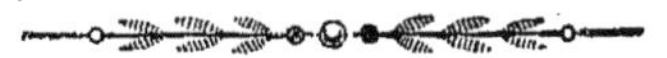

TABLE.

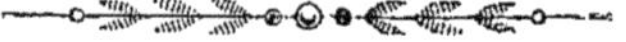

www.ingramcontent.com/pod-product-compliance
Ingram Content Group UK Ltd.
Pitfield, Milton Keynes, MK11 3LW, UK
UKHW020959180726
13838UKWH00003B/1390

9 782329 114187